ARCACHON

NOTICE MÉDICALE

Lue au Congrès scientifique d'Alger (Avril 1881)

PAR LE DOCTEUR F. BONNAL

EX-CHIRURGIEN DE LA MARINE
EX-PROFESSEUR LIBRE A L'ÉCOLE DE MÉDECINE DE BORDEAUX
MEMBRE DE LA SOCIÉTÉ DE MÉDECINE DE BORDEAUX
DE L'ASSOCIATION FRANÇAISE POUR L'AVANCEMENT DES SCIENCES
MÉDECIN CONSULTANT A ARCACHON

Troisieme Édition. — Prix : 1 Franc.

BORDEAUX

Chez Veuve CHAUMAS, Libraire

Cours du Chapeau-Rouge

1881

ARCACHON

NOTICE MÉDICALE

Lue au Congrès scientifique d'Alger (Avril 1881).

ARCACHON

NOTICE MÉDICALE

Lue au Congrès scientifique d'Alger (Avril 1881)

Par le docteur F. BONNAL

EX-CHIRURGIEN DE LA MARINE

EX-PROFESSEUR LIBRE A L'ÉCOLE DE MÉDECINE DE BORDEAUX

MEMBRE DE LA SOCIÉTÉ DE MÉDECINE DE BORDEAUX

DE L'ASSOCIATION FRANÇAISE POUR L'AVANCEMENT DES SCIENCES

MÉDECIN CONSULTANT A ARCACHON

Troisième Édition. — Prix : 1 Franc.

BORDEAUX

Chez Veuve CHAUMAS, Libraire

Cours du Chapeau-Rouge

1881

ARCACHON

En écrivant cette notice sur le climat d'Arcachon, je
n'ai pas la prétention de dire des nouveautés, je veux sim-
plement mentionner quelques particularités et des détails
utiles qu'une observation attentive et quotidienne m'a permis d'apprécier depuis une dizaine d'années. Ce n'est donc
pas une étude didactique que je me propose de présenter
ici, mais bien, tracé à grands traits, un aperçu véridique
et consciencieux sur le climat d'Arcachon et ses propriétés
médicales.

Arcachon, du vieux mot français *Arcanson*, qui signifie
Résine, est une ville de création toute récente. Cette ville se
déroule sur une étendue de 4 à 5 kilomètres, parallèlement à la rive méridionale du bassin de ce nom dont la
superficie est de 15,000 hectares.

Elle se divise en deux parties bien distinctes, présentant chacune, grâce à leur situation propre, des ressources
thérapeutiques diverses, je dirai même un climat diffé-
rent.

L'une, la *ville d'été,* établie entre les premiers contre-
forts de dunes très élevées et la plage, est la cité recher-

chée des baigneurs pendant la saison ; l'autre, située derrière ces contre-forts, sur un versant méridional hérissé de pins, est la forêt ou *ville d'hiver,* composée d'un grand nombre d'élégantes villas, enchâssées au milieu d'une verdure éternelle et bienfaisante.

VILLE D'ÉTÉ

La ville d'été comprend deux quartiers, celui de Saint-Ferdinand et celui de la Chapelle.

Le premier est en grande partie livré à l'industrie ostréicole ; il est très fréquenté aussi par les baigneurs, malgré le discrédit dont il a été injustement frappé pendant plusieurs années.

On l'accusait d'être fiévreux, on citait même quelques exemples d'intoxication paludéenne. Ce quartier est situé sur une pointe, dont l'extrémité, dite de l'*Aiguillon,* s'avance dans le bassin. Il a pu autrefois n'être pas très salubre, à cause de la proximité de terrains vaseux, que la mer basse laisse à découvert. Ces terrains émergents, recouverts de détritus provenant de plantes et d'animaux marins, pouvaient peut-être en effet devenir, à certaines époques de l'année, un foyer d'infection maremmatique et déterminer chez les riverains quelques cas de fièvre palustre. De nos jours, l'industrie ostréicole s'en est emparée, les a bouleversés par la culture, par conséquent assainis, et a enlevé ainsi à cette partie de la ville toute espèce de doute sur sa salubrité. Du reste, la bonne santé de la population qui l'habite et l'absence absolue de cas d'impaludisme ne laissent subsister aucun doute sur ce point.

Le quartier de la Chapelle présente de belles villas très confortables, et renferme le commerce ordinaire, inséparable de tout lieu habité. Ce quartier a toujours joui d'une excellente réputation de salubrité.

Sur tout le côté riverain de la ville d'été se trouve la plage, à laquelle on aboutit par un grand nombre de rues ; cette plage est absolument sablonneuse, unie, très propre à l'arénation, inondée de soleil, et décline vers le bassin suivant une pente douce. Elle ne présente aucune ondulation de terrain, ce qui évite des surprises fort désagréables, sinon dangereuses, à ceux qui, ne sachant pas nager, se seraient aventurés au delà des bas-fonds ; donc elle offre, outre sa commodité, une sécurité incontestable aux baigneurs et principalement aux enfants.

Par suite de l'étroitesse des passes qui donnent accès à la mer, la marée qui marne de quatre mètres environ monte lentement dans le bassin et se retire de même. Ceci n'est pas sans avantages. Ne recevant qu'un petit cours d'eau, provenant des Landes, les eaux du bassin d'Arcachon accusent une salure supérieure à celle de l'Océan ; leur température, que j'ai prise exactement pendant les mois de juillet, d'août et de septembre, est en moyenne de 22 à 25 degrés centigrades.

En hiver même, la température de nos eaux est assez élevée et supérieure à celle de l'air ambiant ; heureux privilége dû à l'influence de ce fleuve d'eau chaude appelé, le *Gulf-Stream,* qui déverse sur nos côtes un calorique constant.

PLAGE, BAINS ET EAU DE MER

La plage ne faisant pas face à la haute mer, on comprendra aisément que l'eau du bassin n'est jamais très houleuse ; elle n'est point, comme sur d'autres plages, tourmentée par de hautes et longues lames qui déferlent avec force sur le baigneur et le culbutent sans pitié. Si cette lutte contre la fureur de la mer est un jeu pour les personnes solides et bien portantes, elle ne serait pas sans danger pour les malades et les enfants.

Dans ces conditions, il ne se passe pas de jour où le baigneur ne puisse prendre son bain, sans avoir à craindre que l'état agité de la mer vienne apporter un obstacle à la continuation de son traitement. La mer y est ordinairement limpide, calme, parfois légèrement agitée ; elle roule dans ses eaux les produits d'une végétation sous-marine puissante qui, par la gléryne qu'elle abandonne, mitige le mordant de la salure de l'eau. Aussi sur notre plage les bains sont-ils d'une douceur relative et produisent-ils des effets toniques, sans atteindre à une excitation exagérée ; c'est dire qu'ils sont essentiellement favorables aux convalescents et aux personnes délicates.

Sous le rapport de l'hygiène, notre bassin est très fréquenté, le calme de ses eaux entraîne les plus pusillanimes. Il n'est pas de femme qui ne se laisse tenter et qui ne brave les périls de la natation, sans connaître cependant l'histoire de Clélie et de ses compagnes.

L'usage intérieur de l'eau de mer en seconde parfaite-
ment les applications extérieures. Elle agit comme fon-
dant, comme excitant, et contribue à résoudre les engor-
gements du système lymphatique.

Je l'administre très souvent aux enfants à la dose de
deux cuillerées mêlée avec du lait ; à la dose de douze à
quatorze cuillerées avec le même mélange, elle produit des
effets purgatifs chez l'adulte.

Mais c'est surtout en injections sous-cutanées que l'action physiologique de l'eau de mer se manifeste avec
promptitude ; elle se traduit par une tonicité sensible du
système musculaire et une augmentation remarquable de
l'appétit.

Je me sers fréquemment de ce moyen sur les sujets
étiolés, dont l'organisme est déprimé et présente une atonie
générale. Dès le lendemain, le résultat est appréciable ; pour
l'obtenir, trois à quatre injections faites coup sur coup sont
nécessaires. Elles ne sont pas douloureuses, l'eau de mer
se résorbe rapidement et n'a jamais produit un accident
quelconque.

Aux bienfaits que l'on retire de l'usage de l'eau de mer,
il faut joindre ceux que puisent les poumons dans l'atmosphère maritime, qui est si tonique et si vivifiante. Aussi
dans l'intervalle des hautes marées, la plage est-elle cou-
verte de promeneurs et d'une foule d'enfants qui viennent,
comme le veut J.-J. Rousseau, faire des gambades au grand
air et à la lumière ; ces bains d'air et de soleil auxquels il
n'est pas inutile d'associer les exercices du corps, constituent un précieux moyen de thérapeutique pour les jeunes

enfants, dont l'âge ne permet pas encore l'immersion, les personnes trop faibles à réaction incertaine, et enfin pour celles qu'une vie molle, ainsi que le dit Platon, a remplies d'humeurs malsaines comme des marécages.

Il n'est pas dans mon intention de décrire l'action physiologique et thérapeutique des bains de mer, ni les règles à suivre pour leur usage. Leur utilité a été depuis longtemps largement démontrée et d'ailleurs ce sujet a été traité par des plumes plus autorisées que la mienne.

Je n'insisterai pas non plus sur les indications des bains de mer. Qui ne connaît toute la puissance de la médication maritime sur toutes les affections où la faiblesse organique est évidente, où la fibrine et les globules du sang sont en proportion restreinte, où l'albumine prédomine? La scrofule, la phthisie à son début, le rachitisme et son triste cortège, l'anémie, la chlorose, les affections utérines et bien d'autres marquées au sceau de la misère physiologique, viennent chercher sur notre plage la guérison souvent, et toujours des modifications heureuses, que facilite cette vie active, aimable et riante que l'on mène aux eaux. Le jeune âge surtout, dont le tempérament liquide a besoin d'être endigué, y est merveilleusement éprouvé par la respiration de cet air pur, aliment au premier chef, qui entretient le mouvement de la vie par sa double action sur les poumons et sur la peau.

En un mot, le littoral est favorable à tous ceux dont la vie est amoindrie et misérable sous l'influence d'un état de l'organisme, qui n'est pas encore la maladie, mais qui le met sous la menace de toutes les causes morbifiques et le livre à l'action de toutes ces causes, parce qu'il n'a pas les éléments de réaction nécessaire.

Si les indications sont nombreuses, en revanche les contre-indications le sont peu ; le jeune âge des enfants, la trop grande faiblesse des malades, le tempérament irritable, qui résulte du développement ou de l'activité exagérée du système nerveux, sont peu justiciables de la médication maritime. On rencontre parfois, chez des individus offrant les caractères extérieurs du lymphatisme, une vive excitabilité des organes; l'irritation de ces organes provoque facilement le trouble de leurs fonctions, un mouvement fébrile très prononcé et la perte de sommeil. C'est surtout dans ces cas que la direction médicale devient délicate sinon difficile.

HYDROTHÉRAPIE

Une station maritime ne serait pas complète, si elle ne pouvait offrir à ses baigneurs les ressources d'un traitement hydrothérapique. Arcachon possède un établissement complet où la posologie hydriatique a été l'objet de soins tout particuliers; non-seulement les appareils peuvent fournir des douches soit à l'eau douce, soit à l'eau de mer, mais encore des douches à ces deux eaux mélangées dans des proportions qu'un mécanisme ingénieux permet de déterminer en établissant à volonté une gamme graduellement croissante, allant de l'eau douce pure à l'eau de mer sans mélange. Ce double jeu hydrothérapique, qui peut s'employer séparément ou être combiné à volonté, offre des ressources inestimables au praticien, il permet de modifier le traitement hydrique suivant les variétés que présentent les affections diverses et surtout d'après la tolérance plus ou moins prononcée que peuvent avoir les malades pour ce genre de balnéation.

Les nuances nombreuses des maladies et des tempéraments nécessitent de pareilles modifications dans le traitement, et cela d'autant plus que l'agent employé est plus actif par lui-même et par son mode d'administration.

L'hydrothérapie maritime, plus que toute autre, a besoin d'être maniée avec prudence, car elle provoque des réactions profondes, énergiques et quelquefois violentes que les bains de mer seuls ne sauraient produire. Que de personnes à fibre molle, sans ressort, saturées d'atonie, à la peau flasque suant le lymphatisme, grelottent à la sortie du bain de mer, faute de réaction et trouvent sous la douche marine cette impulsion à la vitalité, je pourrais dire cette gaîté des tissus qui les transforment au bout de quelques jours. Mais c'est surtout comme révulsif que cette douche est puissante, et on ne saurait croire avec quelle facilité elle décentralise les mouvements fluxionnaires et active une foule de fonctions.

L'énergie de son action qui la différencie de sa congénère à l'eau douce résulte des conditions physiques et chimiques de sa composition. La température de l'eau de mer est, en général, plus élevée que celle des eaux douces et les éléments qui constituent l'eau saline, le chlorure de sodium entre autres, contribuent à provoquer à la peau une irritation, une impression mordicante bien connue des patients, qui, ayant l'habitude des douches, reconnaissent fort bien, sans avoir recours à la dégustation, la nature de l'eau qu'ils reçoivent.

D'après ce qui précède, je crois ne pas devoir énumérer les indications et les contre-indications de l'hydrothérapie maritime. Quant à ces dernières, je me rappelle une dame éminemment hystérique, souffrant d'une névralgie dans la fosse iliaque droite, à la suite d'une affection utérine. Son médecin lui avait conseillé la forêt, et comme elle avait déjà fait beaucoup d'hydrothérapie, elle eut la fantaisie de continuer. Sans consulter son médecin, elle se fit administrer des douches marines et après la troisième ou quatrième, je fus appelé auprès d'elle pour conjurer une crise dont je n'hésitais pas à attribuer la violence à l'usage intempestif de cette médication.

On le sait, les bains de mer déterminent des effets primitifs analogues à ceux provoqués par les bains froids, mais ils sont beaucoup plus énergiques. L'emploi des douches à l'eau douce et à l'eau de mer donne encore à ces effets primitifs un degré supérieur d'énergie et de tonicité; car l'hydrothérapie ajoute à la température basse de son agent, la percussion, qui est un de ses facteurs principaux.

Le praticien ne saurait attribuer à l'un de ces modes de balnéation une supériorité au détriment d'un autre. Les bains en piscine, en rivière, à la mer, l'hydrothérapie avec ses divers appareils soit à l'eau douce ou à l'eau de mer, soit à ces deux eaux combinées, constituent un tout complet, un arsenal varié et progressif de la médication hydrique,

dont chacun des modes a son importance réelle, détermi-
née, et parmi lesquels le médecin peut faire un choix
judicieux qui s'adapte aux indications que lui présentent
la multiplicité des affections qu'il doit combattre et les
différents tempéraments des malades.

Des cures nombreuses ont dès longtemps établi l'efficacité de l'emploi de l'eau de mer, moyen précieux que
l'hygiène et la thérapeuthique essayeraient en vain de
remplacer par des bains artificiels contenant les mêmes
éléments.

HOSPICES MARITIMES

Mais il ne suffit pas de se préoccuper de ceux qui favo-
risés par la fortune peuvent aisément se transporter dans
les contrées où ils espèrent raffermir leur santé et prolon-
ger leur existence. Il faut songer à la classe ouvrière et
principalement à ces pauvres enfants des grandes villes,
où ils constituent la matière première de nos hôpitaux.
Suant la scrofule et quelquefois le vice au milieu d'un
galetas sordide ou d'un atelier dont l'air est vicié, peu
renouvelé, ils deviennent bientôt la proie d'affections
incurables : où le soleil n'entre pas, dit un proverbe italien,
entre le médecin.

Que faudrait-il à ces petits êtres pour leur rendre la
santé et l'aptitude au travail? Trois choses essentielles à
la vie et à toute guérison : l'air libre et pur, la lumière
directe du soleil et l'exercice.

L'État a compris qu'il avait un devoir à remplir et dans sa sollicitude pour cette partie intéressante de la population, il a fait construire deux hôpitaux maritimes, l'un à Cette l'autre à Berck, qui ont donné jusqu'ici les résultats les plus probants, mais qui sont malheureusement d'une insuffisance notoire pour les besoins du pays. Je sais que la question d'argent peut être un obstacle à la multiplicité de ces établissements sur nos côtes. Mais quelle nécessité y a-t-il d'élever, comme à Berck, par exemple, des constructions splendides, où le luxe et le confort des aménagements n'ajoutent rien à la salubrité du lieu ni à l'efficacité du traitement? Est-on bien sûr d'ailleurs que ce luxe et ce confort ne porteront pas atteinte à la moralité de ces pauvres enfants, et ne feront pas germer en eux des idées de bien-être et plus tard certaines tentations qui les jetteraient dans une voie bien périlleuse? car après leur cure ils doivent revenir dans leurs pauvres demeures et être soumis à toutes les péripéties d'une vie besogneuse et de privations dont le travail seul peut les faire sortir.

Non ; comme la vérité, la simplicité est aimable, elle est aussi la coquetterie du bon goût et l'apanage de tout ce qui est bon et généreux. Pour recueillir et réchauffer la misère et l'indigence, il ne faut pas des palais, mais des constructions sans recherche, qui rappellent, par leur architecture naïve, la simplicité d'un autre âge, soucieuse cependant de l'hygiène et de la commodité. Sans imiter les Américains dans la construction de leurs hôpitaux transitoires et ambulants, pourquoi n'adopterait-on pas, pour ce genre d'asile, le mode de construction dont on s'est servi pour les premiers chalets qui ont été élevés sur la plage d'Arcachon dès son origine, chalets qui sont toujours habités et qui offrent toutes les garanties d'une hygiène irréprochable?

Les murs extérieurs de ces chalets se composent de deux cloisons, l'une intérieure en brique de champ, l'autre en planches bien jointes, badigeonnées extérieurement de peinture ou de coaltar. Elle s'élèvent parallèlement à une distance l'une de l'autre de trente à quarante centimètres, de sorte qu'entre les deux se trouve un manchon d'air, qui, ceci n'a pas besoin d'être démontré, est bien plus qu'un mur plein de même épaisseur la meilleure sauvegarde contre le froid, la chaleur et l'humidité.

Dans un pays de productions sylvestres comme le nôtre, le prix de ces bâtiments serait très réduit et on pourrait facilement les multiplier soit sur la plage, soit dans la forêt pour satisfaire aux indications thérapeutiques exigées par la variété des affections des jeunes sujets. L'admission dans ces établissements serait alors large et facile. Ces jeunes gens seraient soumis à une discipline et à un travail productif approprié à la nature du sol et aux besoins du pays ; et, puisque nous sommes à Arcachon, dont le bassin est livré presque en entier à la culture de l'huître, l'industrie ostréicole trouverait en eux, sauf une rémunération convenue avec les directeurs de ces établissements, des escouades de travailleurs toujours prêts à la seconder.

L'État lui-même, tout en ayant le mérite de cette institution philanthropique, en retirerait les plus grands avantages ; car en enlevant ces enfants à la misère, aux tentations et aux exemples de toutes sortes qu'offrent les grands centres, il assainirait leurs corps et leurs âmes, et fonderait pour sa marine et ses armées une pépinière de jeunes hommes rompus à de rudes travaux, robustes et honnêtes.

LA VILLE D'HIVER

Tout le monde sait que l'incessante migration des sables, cause perpétuelle d'effroi pour le pays landais, fut arrêtée par un ingénieur illustre, qui immobilisa ces montagnes mouvantes. Mais la vie manquait à ces solitudes immenses. La création de la ville d'hiver, bâtie en pleine forêt de pins sur le terrain ondulé des dunes, a complété heureusement la pensée de Brémontier.

Grâces en soient rendues aux hommes qui ont su concevoir et exécuter ces grandes œuvres ; leur généreuse inspiration a fait surgir l'espérance et la vie là où n'étaient autrefois que désolation et misère.

Cette ville, qui, au milieu d'un fourré de pins, n'est pour ainsi dire qu'un semis de villas, donne à Arcachon une importance médicale de premier ordre.

Située sur un plan supérieur à celui de la ville d'été, à 40 mètres d'altitude environ, sur le versant méridional des premières dunes, la ville d'hiver est protégée contre les vents de Nord et d'Est par ces mêmes dunes boisées qui déterminent ses limites avec la ville d'été ; elle se trouve également abritée des vents de Sud et d'Ouest par une large forêt qui la sépare de l'Océan.

Les dunes sur lesquelles s'élève Arcachon forment, sur les bords de l'Océan Atlantique, une longue bande qui s'étend de l'embouchure de la Gironde jusque très avant dans le Sud. Elles sont formées d'un sable siliceux, d'un blanc sensiblement rougeâtre, qui indique la présence du fer. Éminemment perméables, ne retenant pas l'eau à leur surface, il semble que ces immenses amas de sable, rejetés par l'Océan, transportés et accumulés par le vent, doivent être impuissants à entretenir la vie des végétaux. Cette erreur est vite détruite par la vue de l'abondante végétation qui couvre nos dunes : nos sables sont d'une générosité végétative surprenante qu'explique la présence des phosphates, des matières ammoniacales et de l'oxyde de fer, dont ils sont largement pourvus, et qu'ils ont puisés sans aucun doute dans les restes des animaux marins entraînés au milieu d'eux par les tempêtes.

Les plantes qui croissent spontanément ou par le semis sont principalement le pin maritime, qui atteint de grandes proportions, le chêne, l'arbousier, le houx, le genêt, l'ajonc, deux espèces de bruyère et la fougère. Je ne parle pas des plantes plus humbles, qui se contentent du superflu abandonné par les végétaux arborescents et qui forment, à la superficie, un sol facile pour le promeneur.

EAU DOUCE, PUITS ARTÉSIENS

Notre terrain, par sa nature même, est pénétré de liquides qui y circulent et qui transmettent aux végétaux les produits dont ils ont besoin. Il existe sur les dunes du rivage de l'Océan de vastes étangs d'eau douce ainsi que de petits lacs dans les parties les plus déclives. La présence de ces amas d'eau au milieu de nos sables explique non-seulement la végétation qu'on y rencontre, mais encore le nombreux gibier qui habite nos forêts et qui procure aux habitants et aux touristes le plaisir des parties de chasse. On y trouve le lièvre, le lapin, le renard, l'écureuil et la bécasse, la bécassine, la tourterelle, la grive et le moineau sont loin de s'y déplaire.

Je ne parlerai pas des chasses au canard sur le bassin, *great attraction* pour les intrépides, qui y pêchent aussi un poisson délicieux et des huîtres exquises.

A Arcachon, il est facile de recueillir les eaux douces en creusant le sol à une certaine profondeur, et on peut voir encore quelques puits donnant une eau potable qui, soit dit en passant, possède des propriétés diurétiques.

Cette eau est légèrement colorée et tient en suspension une quantité très notable de matière organique, produit du lavage du terrain qu'elle a traversé. Depuis longtemps déjà ces puits ne servent plus à la consommation et leurs eaux ne sont plus utilisées que pour les besoins de l'arrosage. (1)

---

(1) Les landes présentent généralement un sous-sol imperméable qui exerce une influence considérable sur la vie des végétaux.

Ce sous-sol est de deux espèces différentes :

L'un est argileux et est exploité pour la confection de briques réfractaires très estimées.

L'autre ressemble à un grès ferrugineux ou à un minerai de fer, mais contient en réalité une quantité notable de matière organique : c'est l'alios ou tuf dont on se sert comme matériaux de construction.

Aujourd'hui, Arcachon a l'immense avantage, et ça en est un, vu sa situation riveraine de l'Océan, d'être pourvu de puits artésiens de 126 mètres de profondeur environ, qui fournissent une eau abondante et de première qualité. « Cette eau, dit M. Fauré, pharmacien, chimiste-expert, » est l'une des meilleures que j'aie été chargé de soumettre » à l'analyse ; sa pureté est bien au-dessus de celle de » l'eau des fontaines de Bordeaux, déjà si supérieure aux » eaux ordinaires, c'est-à-dire qu'il n'en existe pas dans » nos environs qui puissent lui être comparées. »

Ces eaux sont refoulées dans des réservoirs établis sur une haute dune. Un vaste système de canalisation les distribue ensuite dans la ville d'été et dans les nombreuses villas qui peuplent la forêt.

CLIMATOLOGIE

Les vents dominants à Arcachon sont ceux qui viennent de la zone comprise entre le Nord-Ouest et le Sud-Ouest ;

L'alios n'a quelquefois que 8 à 10 centimètres d'épaisseur ; il se trouve à environ 30 centimètres de la surface du sol et en suit les ondulations. D'après MM. Baudrimont et Duponchel, l'alios serait de formation moderne et serait dû à la végétation même pour laquelle il est aujourd'hui un si puissant obstacle.

Le sous-sol des landes s'oppose à l'ascension de l'eau qui est à sa partie inférieure, et quand celle qui le recouvre est évaporée, ce qui arrive après les grandes chaleurs, la végétation languit. Ce fait est l'un de ceux qui s'opposent le plus à la culture des landes.

Aussi, est-il nécessaire de défoncer le terrain jusqu'au delà de ce sous-sol, ou bien de percer ce dernier en plusieurs endroits pour donner passage à l'eau qui pourrait entretenir la végétation. Ce procédé permet d'obtenir des réservoirs d'eau où l'on peut puiser à la main pour une culture jardinière.

d'ailleurs, l'inclinaison de quelques arbres dans la direction opposée indique que les vents d'Ouest sont les plus fréquents et aussi parfois d'une certaine violence, sans être froids cependant. Ils sévissent surtout pendant l'hiver ; leurs rafales balayent alors la ville basse, mais elles respectent la ville d'hiver, naturellement protégée par le vaste rideau de pinadas qui forme un obstacle efficace à ces vents et les force à suivre un courant supérieur.

Ces brises, nous venant de la mer, au contact de laquelle leur température s'est élevée, et n'ayant effleuré aucun continent, nous arrivent avec toutes leurs qualités ; elles sont d'une pureté irréprochable, tempérées, suffisamment chargées d'humidité. Leur renouvellement continu s'oppose dans une grande mesure à l'extension de toute affection épidémique et contagieuse que le mouvement constant d'immigration étrangère pourrait apporter à Arcachon.

Les pluies sont assez fréquentes, mais elles durent peu ; elles sont amenées par les vents de Sud qui nous valent quelquefois des orages.

Toutefois, ces pluies n'abandonnent à l'atmosphère que très peu d'humidité. Le sol étant très perméable se laisse facilement pénétrer par elles au fur et à mesure qu'elles tombent ; aussi peut-on sortir à pied sec dès qu'elles ont cessé.

La neige vient parfois nous visiter, bien rarement, il faut le dire ; mais elle ne reste que peu de temps sur la surface du sol et ne résiste pas au moindre rayon de soleil.

Je n'ai pas besoin de dire que sur le bord de la mer la pression barométrique est la plus forte possible, le niveau de la colonne mercurielle oscille autour de 760 millimètres.

L'atmosphère plus riche en oxygène est souvent limpide, claire, et en hiver bien rarement chargée de brouillards qui ne persistent pas d'ailleurs et ne sont jamais très épais.

Par la prédominance des vents d'Ouest, on doit préjuger que les oscillations thermométriques ne sont pas considérables ; comme tous les climats marins de nos latitudes, celui d'Arcachon est constant et tempéré, avec cette particularité cependant que l'atmosphère présente des conditions spéciales dues à l'immense forêt d'arbres résineux dans laquelle la ville est blottie.

D'après les tableaux météorologiques dressés par M. le docteur Hameau, les observations que j'ai prises et celles de quelques habitants de bonne volonté, nous trouvons que la température en hiver à Arcachon est de $+$ 10 degrés centigrades en moyenne pour la ville basse. Dans la ville d'hiver, la température est plus élevée de 2 à 3 degrés et quelquefois davantage. J'ai pu constater cette différence maintes fois et cette année avec un médecin des plus distingués qui était venu passer une partie de l'hiver à Arcachon. Ainsi, dans les jours les plus froids que nous avons subis pendant le mois de décembre 1880, tandis que le thermomètre marquait $+$ 2 degrés à 8 heures du matin dans la ville basse, il indiquait $+$ 7 degrés à l'habitation de ce confrère. Il est vrai de dire que cette habitation est une des plus heureusement situées dans la forêt et que cet écart de

5 degrés de température ne saurait exister entre la ville basse et tous les points sans distinction de la ville d'hiver.

Le promeneur qui va d'une partie de la ville dans l'autre apprécie d'ailleurs cette différence de température, qui se manifeste par une sensation [moins vive de l'air et une respiration plus douce et plus tiède.

Aussi ajouterai-je que le choix d'un chalet dans la ville d'hiver n'est point indifférent pour les malades. On conçoit aisément que toutes les parties de la forêt, par suite de l'ondulation des dunes, ne peuvent être également abritées et que telle position élevée par exemple est plus exposée à la brise qu'une autre qui sera protégée par un pli du terrain. Il est facile d'acquérir cette connaissance thermométrique des différents sites, sans le secours d'un instrument, par le seul examen de la végétation qui en certains points est plus précoce au printemps et en automne plus persistante.

Cette élévation de température trouve encore son explication dans la nature du sol sablonneux qui, étant mauvais conducteur, n'absorbe que très peu la chaleur répandue à sa surface. Le pouvoir rayonnant est également très faible à cause de l'abondance des végétaux et de la brise de mer qui tempère si à propos le soir les chaleurs des jours d'été. La rosée est par conséquent très rare ou presque nulle et on n'a pas à craindre, comme sur les côtes de Provence, ces changements brusques, ces écarts subits de température qui sévissent à la tombée du jour.

Les saisons sont très marquées et ont chacune un caractère bien net.

L'hiver est assez souvent pluvieux et relativement tempéré, le printemps est radieux, l'été chaud, et l'automne rappelle le printemps. Aussi, je puis dire, en toute sincérité, que la ville d'hiver offre aux affections thoraciques un habitat éminemment favorable pendant les saisons du printemps et de l'automne. Les malades y trouvent non-seulement ce repos et cette quiétude qui siéent si bien à leur état, mais encore ils y respirent, au milieu d'une atmosphère calme, ces émanations balsamiques qui s'échappent en toutes saisons avec abondance des arbres résineux et de leurs entailles. Je dis en toutes saisons ; en effet, le pin est un arbre toujours vert, à feuilles persistantes, propriété que lui donne une sève ascendante sans inter- ruption. Au printemps, au moment de la floraison, ces effluves odorantes deviennent de plus en plus sensibles, le pollen qu'une faible brise détache des fleurs emplit l'air de ses légers nuages et transforme la forêt en un vaste va- porium résineux.

L'action physiologique de ces émanations balsamiques est essentiellement sédative du système nerveux et en modère les révoltes en l'hyposthénisant à la longue. Elle modifie heureusement les surfaces muqueuses et s'oppose, par sa nature même, à l'éclosion des organismes inférieurs. Ce dernier avantage ne fait-il pas songer de loin au pan- sement de Lister, dans les affections chirurgicales qui, grâce à ce milieu résineux, se trouvent dans les conditions les plus favorables à leur réparation?

Un nouvel élément de vitalité vient encore se joindre à tant d'autres pour le bien-être de nos malades : c'est l'ozone, qui naît en quantité considérable sur ces vastes surfaces résineuses et ces innombrables arbres verts. Je n'ai pas besoin de faire le bilan physiologique de ce *pabulum vitæ* par excellence. Chacun sait que l'ozone est plus actif que l'oxygène, ce qui permet de supposer que, dans l'acte de la respiration, l'action chimique est plus active, plus intense et que, par suite, ravivant l'appétit, il est un puissant tonique de la nutrition.

La vapeur étant le résultat de l'action de la chaleur sur l'eau, il est évident que sa quantité doit varier dans les différentes saisons. Dans notre situation océanique, l'état hygrométrique de l'air à Arcachon est assez élevé et accuse en moyenne 90 degrés à l'hygromètre à cheveu de Saussure. Toutefois cette humidité est rendue très peu sensible grâce à la nature du sol qui l'absorbe, à la riche végétation qui le couvre, à l'élévation de la température et au calme de l'atmosphère dans nos pinadas. On peut même dire que l'humidité ne fait que traverser l'air sans jamais s'y accumuler; je n'en veux pour preuve que ces villas qui chaque jour surgissent çà et là, au milieu des pins, et à peine achevées sont déjà habitées, sans que la santé de leurs hôtes en paraisse le moindrement atteinte.

Certes, je n'approuve pas cette rapidité d'installation, mais je suis bien forcé d'en constater toute l'innocuité.

Si, par un résumé rapide, je rappelle tous les avantages climatériques que présente Arcachon et surtout sa ville d'hiver :

Sa situation au milieu des dunes, véritables remparts, son bassin aux bains toniques et réparateurs, sa proximité de l'Océan, qui lui envoie ses brises pures, humides et tièdes, son sol perméable, riche en principes végétaux et dérobant à l'air un contingent notable de son humidité, sa forêt résineuse, qui déverse dans son atmosphère des torrents d'effluves odorantes et d'ozone, je puis avancer, sans crainte d'être taxé d'exagération, que cette station, tout en présentant les attributs du climat tempéré du Sud-Ouest, est douée de qualités exceptionnelles qui offrent à la médecine des ressources thérapeutiques précieuses, dont je n'ai plus qu'à déterminer les applications.

INDICATIONS MÉDICALES

La découverte de l'action réparatrice d'une atmosphère résineuse dans les affections des voies aériennes n'est pas de récente date. Dans un travail très intéressant, publié par M. le docteur G. Sous, dans les mémoires de la Société de médecine de Bordeaux, sous le titre : *Histoire de la médecine à Bordeaux pendant les cinq premiers siècles de l'ère chrétienne*, je trouve un passage qui nous édifie à cet égard. Je me plais à le citer, tout en rendant hommage à l'érudition de notre confrère :

« De nos jours, l'habitation au milieu des pins a été » conseillée aux phthisiques. Je ne veux pas diminuer le » mérite de mes collègues, mais on peut appliquer à ce » conseil ces mots du philosophe romain : *Multa renas-* » *centur quæ jam cecidere.* On lit dans l'Histoire naturelle

» de Pline (XXIV, 19) : *Il est certain que l'odeur seule*
» *des forêts où l'on recueille la poix et la résine est extrê-*
» *mement salutaire aux phthisiques et à ceux qui après une*
» *longue maladie, ont de la peine à se rétablir.* »

· « Pline Valerien (I. 61) dit qu'il est plus utile aux
» phthisiques de séjourner dans les forêts de pins que de
» voyager sur mer ou d'en parcourir les bords. Marcellus,
» qui copie souvent les deux Pline et qui conseillait aux
» phthisiques la décoction de pommes de pin, ne pouvait
» manquer de reproduire cette idée : *les phthisiques,* dit-il,
» *doivent éviter les bords de la mer et séjourner principa-*
» *lement dans les endroits où l'on prépare la résine, et là*
» *manger assidûment des escargots cuits dans le vin.* »

De nos jours, le docteur Pereyra écrit :
« La forêt d'Arcachon a l'immense avantage de briser
» le vent d'Ouest qui est si fort dans nos ports de l'Océan,
» et d'empêcher ces transitions brusques de température
» qui seules contre-indiquent l'habitation des bords de la
» mer pour les poitrines délicates. »

« En outre, les émanations balsamiques qui s'échappent
» des pins constamment taillés pour produire la résine
» vont porter une influence salutaire aux poumons en se
» mêlant à l'air que les malades respirent. »

Le docteur Hameau est plus explicite et a mieux pré-
cisé l'action thérapeutique du climat d'Arcachon.

» Le climat, dit notre confrère, est sédatif du système
» nerveux ; il met certains phthisiques dans un milieu fa-
» vorable à la cure de leur maladie, amène au moins une
» amélioration notable, quand il y a prédominance du

» système nerveux; il favorise la guérison des bronchites
» chroniques dans les mêmes circonstances; il est contraire
» à toute maladie de poitrine chez les personnes d'un tem-
» pérament lymphatique torpide; il convient à la plupart
» des asthmatiques. »

On doit comprendre, par tout ce qui précède, la haute
importance qu'il faut attacher au choix du milieu climaté-
rique, dans lequel doit s'effectuer la respiration des personnes atteintes d'affections des voies respiratoires. Les
conditions spéciales de la composition de l'air, de pression atmosphérique, de chaleur, de lumière, d'électricité
et de magnétisme terrestre, voilà ce qui compose le milieu
ambiant, sorte d'Océan atmosphérique, où il faut se hâter
de plonger les malades dès les premières alarmes. La
phthisie est une de ces affections pour lesquelles il serait
dangereux de perdre un temps précieux à chercher à en
prévenir le développement exclusivement par une médication pharmaceutique rationnelle mais impuissante. On doit
combattre le mal dès son début par une hygiène appropriée
à sa nature. Ce n'est pas un organe seul qui souffre en
définitive, mais l'organisme tout entier, qui est sous une
imminence morbide, prêt à être envahi par la maladie, à
laquelle il ne fera aucune résistance.

La vie prend ses racines dans l'air et dans les éléments
qui le constituent; le jeune malade transporté dès le com-
mencement dans un milieu favorable, y subit de nouvelles
modifications, d'abord imperceptibles, mais qui, constamment et longtemps répétées, influent sur son organisme de
la manière la plus heureuse. *Medicus curat, natura sanat.*

Le climat d'Arcachon offre aux maladies de misère, surtout à la phthisie, qui est une de ses plus hautes expressions, un refuge salubre et vitalisant. Toutes les affections de poitrine, le catarrhe bronchique, celui qui à cause de la fréquence de la toux favorise l'oppression, ébranle le cœur et porte le sang à la tête, l'asthme essentiel, la dyspnée sans cause apparente, les maladies du cœur, depuis la simple palpitation jusqu'à l'hypertrophie et les altérations s'aggravant par l'influence de l'altitude, trouvent dans nos forêts, je ne dirai pas toujours une guérison radicale, mais une amélioration sérieuse. Cette amélioration sera d'autant plus sensible que ces affections seront doublées de nervosisme, et les malades doués d'une impressionnabilité que fait vibrer la moindre émotion.

Mais il est surtout une forme de phthisie justiciable de la forêt d'Arcachon. L'affection débute ordinairement par des crachements de sang, la voie devient rauque, se voile, et la toux prend un caractère opiniâtre, qui lui a fait si justement donner le nom de *toux ronge-poumon*; l'expectoration est insignifiante, le pouls est assez élevé, la peau chaude; le malade maigrit, a un appétit capricieux, mais il reste toujours vif, ardent, et malgré ses défaillances, paraît infatigable.

Le catarrhe bronchique, qui affecte cette forme sèche, y reçoit aussi des modifications heureuses et même assez rapides, surtout si le tempérament du sujet accuse une sur-activité nerveuse.

Les maladies nerveuses ne viennent presque jamais

en vain demander le calme à nos Pinadas. Les personnes dont le cerveau a été fatigué par des travaux excessifs ou surmené dans les luttes politiques ou autres, y puisent un calme réparateur et la coqueluche, qui nous arrive parfois en masse du dehors, y trouve son remède souverain.

Les pulmonies torpides, silencieuses, chez lesquelles l'irritation organique ne détermine aucun réveil du côté des centres nerveux et ne provoque qu'une fièvre modérée, ne recoivent ici qu'une influence funeste et l'organisme voit bientôt ses forces s'amoindrir. Leur habitat est tout indiqué sur le bord du bassin.

Toutefois, les phthisiques à constitution nettement scrofuleuse, apathiques, à toux fréquente et à abondante expectoration, mais qui sont exceptionnellement doués d'un état nerveux dont l'excitation est évidente et *chez lesquels on ne constate aucuns troubles des voies digestives*, recouvrent au bout d'un certain temps une santé relative, qui peut leur faire espérer la guérison.

Chez ces malades, l'emploi des toniques sous toutes les formes est principalement indiqué. J'ai retiré de grands avantages des gilets de flanelle trempés dans une forte décoction de quinquina. Ce moyen m'a réussi quelquefois contre les sueurs nocturnes; mais c'est surtout sur les enfants chétifs et délicats que le contact continuel de la peau avec le quinquina produit les plus excellents effets et est pour la médication un auxiliaire puissant.

Je ne dirai rien de ces tuberculoses à forme aiguë, à ramollissement rapide, qui entraînent d'une façon foudroyante, pour ainsi dire, la déchéance de l'organisme, et qui ne sont justiciables d'aucun traitement ni d'aucun climat.

Si le climat d'Arcachon est vraiment salutaire pour les affections pulmonaires dont nous venons de déterminer le caractère névrosique, il n'est pas infaillible dans l'espèce, et son action est éphémère dans la période avancée de la maladie.

Son influence réparatrice est, on peut le dire, presque certaine pendant l'incubation de cette affreuse maladie, dans la première période, alors que l'organisme commence à entrer en lutte, que la fièvre est modérée, la toux sèche, les tubercules encore à l'état de crudité, le néoplasme à l'état naissant.

L'air de la forêt est donc un puissant modificateur de la diathèse tuberculeuse, à cause des ressources particulières dont il dispose, et je crois pouvoir conclure qu'il est plus généralement puissant encore comme prophylactique de cette funeste affection.

INFLUENCE DU CLIMAT D'ARCACHON SUR LES ENFANTS

A ce sujet qu'on me permette d'attirer l'attention sur un ordre de faits qui mettra plus en évidence cette dernière assertion.

Je veux parler de la modification profonde et réparatrice que la dualité d'action de notre climat imprime à l'enfance, à cet âge où la croissance fatigue et maigrit l'enfant, où la fièvre dite *de croissance* n'est qu'un avertissement de l'éclosion plus ou moins prochaine d'une affection grave, préparée déjà par une prédisposition héréditaire ou par une constitution faible et lymphatique.

Si la phthisie, qui est rare à cet âge, reconnaît plusieurs origines, comme l'ont démontré divers auteurs, par la transformation des diathèses chez les descendants, il faut avouer que de toutes, la scrofule est la plus commune, et pour beaucoup de médecins la phthisie n'en serait que la manifestation ultime (1).

Pour le professeur Robin, la phthisie serait la scrofule tertiaire : — La scrofule primordiale se manifestant par les maladies de la peau, le catarrhe des muqueuses et les adénites ; la scrofule secondaire étant caractérisée par les lésions du tissu osseux, ostéites, maladie de Pott, tumeurs blanches ; enfin la scrofule tertiaire n'étant autre que la tuberculose —.

Je ne veux pas entrer ici dans une discussion sur la recherche des origines et de la nature de la phthisie, je constate seulement les liens de parenté qui existent entre ces deux affections, qui ont un coëfficient commun, l'appauvrissement, et j'insiste surtout sur cet état morbide primordial, mal déterminé, confus, qui, chez beaucoup d'enfants, constitue une de ces premières manifestations diathésiques dont il importe à tout prix d'arrêter l'évolution.

---

(1) Une communication sur la nature des abcès froids, faite au congrès d'Alger par M. le professeur Trélat, semble justifier cette opinion.

« Le contenu des abcès froids, dit ce savant professeur, n'est autre que de » la matière tuberculeuse à différents degrés d'évolution. »

L'homme a le devoir non-seulement de conserver sa pleine santé, mais encore de se rendre utile à la société et à ses semblables. Il ne s'agit donc point seulement de ne pas mourir avec Cornaro, mais encore d'être suffisamment robuste.

Par sa double action saline et résineuse, le climat d'Arcachon s'adapte merveilleusement aux différentes périodes de l'évolution morbide du lymphatisme à tous ses degrés. Il modifie heureusement la constitution des jeunes sujets, en agissant sur la peau, sur la muqueuse bronchique, et constitue la meilleure médication vraiment prophylactique que l'on puisse opposer à cette atonie regrettable qui semble être le signe particulier des jeunes générations de notre époque.

COLLÉGE D'ARCACHON

C'est principalement sur les enfants et sur les jeunes gens que l'action bienfaisante du climat d'Arcachon apparaît dans toute son intensité. Mes fonctions de médecin du collége libre de cette ville m'ont permis, depuis huit ans, de faire sur cet intéressant sujet les observations les plus concluantes et les plus variées.

Après nos désastres de 1870, où il avait vu et secouru bien des misères à la suite de nos armées, le révérend Père Baudrand, de l'ordre des Dominicains enseignants, vint à Arcachon. Bientôt séduit par les avantages de cette situation exceptionnelle, il résolut d'y fonder un collége, avec une annexe pour les jeunes gens destinés à la marine.

Ce n'était certes pas un hôpital scolaire que le Père Baudrand se proposait d'établir à Arcachon, mais bien un véritable établissement d'enseignement secondaire classique préparant aux baccalauréats des lettres et des sciences. Toutefois, il avait plus spécialement en vue la catégorie, chaque jour plus nombreuse, *des enfants délicats*, dont la santé est toujours pour leurs parents un sujet d'inquiétude. Il pensait avec raison que, dans un milieu si favorable, ces enfants pourraient récupérer la vitalité qui leur fait défaut et cet équilibre de santé qui leur est indispensable pour devenir des hommes véritablement utiles.

Pour atteindre ce but, il fallait nécessairement placer les enfants dans des conditions particulières d'hygiène matérielle et d'éducation morale.

C'est ce qui a été fait :

Le collége d'Arcachon est construit en pleine forêt, mais à proximité de la mer, avec laquelle il communique directement par une large avenue. De cette façon, les enfants y sont incessamment soumis à la double action saline et résineuse d'un air essentiellement tonique et vivifiant.

Naturellement, les exercices du corps sont en grand honneur dans cet établissement. Les courses dans la forêt, la gymnastique, l'équitation et l'escrime, à terre; à la mer la natation et les promenades à la rame dans des embarcations dont les élèves forment eux-mêmes l'équipage.

Je dois surtout signaler, au point de vue de l'éducation physique, cette habitude de ramer dans les embarcations.

Cet exercice, qui ne peut malheureusement pas être appliqué dans la plupart des établissements d'instruction publique, constitue le meilleur de tous les travaux gymnastiques.

Il met en jeu l'organisme tout entier de l'enfant sans lui imprimer aucune secousse ; il fortifie le système musculaire, élargit la poitrine, active la respiration ; il favorise l'hématose au sein d'une atmosphère pure et vivifiante et accentue la prédominance du mouvement de composition, si nécessaire aux santés délicates.

Les études et la moralité des enfants sont loin de souffrir de cette activité corporelle incessante. Tous les éducateurs savent que les récréations mouvementées sont dans les colléges la plus sûre garantie de la moralité des élèves et la meilleure préparation à un travail sérieux.

Tous savent également que dans les grands centres des villes, les jeunes gens trouvent fatalement autour d'eux des causes nombreuses de distractions et d'excitations nuisibles.

Il est bien évident au contraire que le mouvement d'une vie paisible qui s'écoule sous un ciel clément, sur les bords d'une mer tranquille, au milieu du calme silencieux des grandes forêts, ne peut qu'être éminemment favorable à des études sérieuses et ouvrir l'âme des enfants aux choses saines et élevées.

De son côté, la discipline propre au collége d'Arcachon complète par des habitudes particulières à cet établissement l'action bienfaisante du climat et de l'éducation physique dont je viens de parler. Cette discipline, comme dans tous les autres colléges, exige des enfants une obéissance prompte et allègre, mais elle leur impose en même temps une certaine initiative personnelle et une certaine responsabilité.

L'enfant y doit faire son lit, cirer sa chaussure, brosser ses vêtements, panser son cheval, manœuvrer son embarcation, prendre part à tous les services en usage dans l'École ; en un mot, il doit apprendre en toutes choses à *se débrouiller* vite et bien.

Ces habitudes d'obéissance et d'initiative personnelle sont merveilleusement propres à combattre les tendances impérieuses, égoïstes et pusillanimes que l'aveugle tendresse des parents développe presque toujours chez les enfants délicats.

L'idée du collége d'Arcachon, ainsi entendue et ainsi pratiquée, est féconde en résultats. Chaque année j'assiste à des métamorphoses étonnantes qui sont pour moi l'objet des plus intéressantes études. Que d'enfants nous arrivent tous les ans, munis de longues prescriptions médicales, pâles, anémiques, sans appétit, quelquefois fantasques, capricieux, égoïstes, qui, soumis à cette vie scolaire où se trouvent si bien distribués les occupations sérieuses de l'esprit et les exercices du corps, se transforment rapidement dans un tel milieu ! Il me serait facile de citer, parmi les noms les plus connus de notre pays, des exemples vraiment extraordinaires de ces heureuses transformations. Le *mens sana in corpore sano* est éternellement vrai. J'en ai constamment sous les yeux des preuves nouvelles et vivantes.

Je crois donc remplir un véritable devoir professionnel

en appelant l'attention de mes confrères sur le collège d'Arcachon qui poursuit dans l'enseignement public un but spécial digne de toutes leurs sympathies.

INFLUENCE DU CLIMAT D'ARCACHON SUR LES VIEILLARDS

Ce que je viens de dire pour l'enfance est applicable en partie à la vieillesse. Le climat d'Arcachon est favorable aux deux âges extrêmes de la vie. Le vieillard dont les conditions de vitalité ont beaucoup diminué, dont la poitrine et les poumons n'ont plus cette vigueur intrinsèque, ni cette élasticité qu'ils avaient jadis, s'imprègne avec délices de cet air pur, oxygéné qui, pénétrant jusque dans les profondeurs du poumon, ranime l'existence et retarde le mouvement de destruction.

Tels sont les renseignements qui m'ont paru dignes d'intérêt sur Arcachon et son climat. Il y a des lacunes dans mon travail, je ne l'ignore pas, et si certaines observations manquent d'un développement suffisant, leur exactitude, je l'espère, me fera pardonner ce défaut.

Il est du devoir de chacun d'apporter son tribut, aussi faible qu'il soit, à la science. J'apporte modestement le mien.

Puisse ce travail être utile à plusieurs et contribuer à faire connaître et apprécier un coin de terre bienfaisant. Il y a vingt ans, Arcachon n'était qu'un désert de sables ; aujourd'hui, son octroi seul perçoit 200,000 fr. par an. La prospérité si rapide de cette jeune cité, *hier solitude, aujour-*

d'hui ville (1), n'a besoin d'aucun commentaire ; elle doit incontestablement être attribuée à ce climat merveilleux qui a fait surnommer Arcachon *la patrie des enfants et l'Élysée des vieillards.*

(1) Devise de la ville d'Arcachon : *Heri solitudo, hodie civitas.*

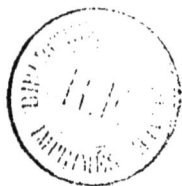

TABLE

—

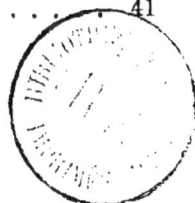

Bordeaux. — Imprimerie centrale A. DE Lanefranque, rue Permentade, 23-25.

DU MÊME AUTEUR :

1° *Leçons sur l'Empoisonnement en général ;*

2° *Étude sur les Coliques sèches.*

www.ingramcontent.com/pod-product-compliance
Lightning Source LLC
Chambersburg PA
CBHW071757200326
41520CB00013BA/3298